ESSAI D'UNE APPLICATION

DE LA

BACTÉRIOLOGIE

A LA

MÉDECINE THERMALE

(Mémoire récompensé par l'Académie de Médecine)

PAR

LE DOCTEUR VERDENAL

(de Pau)

MÉDECIN DE L'ÉTABLISSEMENT THERMAL DES EAUX-CHAUDES

(BASSES-PYRÉNÉES)

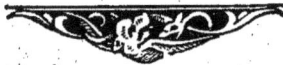

PAU

IMPRIMERIE-STÉRÉOTYPIE GARET, RUE DES CORDELIERS, II

J. EMPÉRAUGER, IMPRIMEUR

—

1896

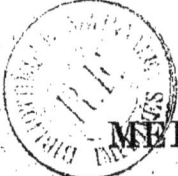

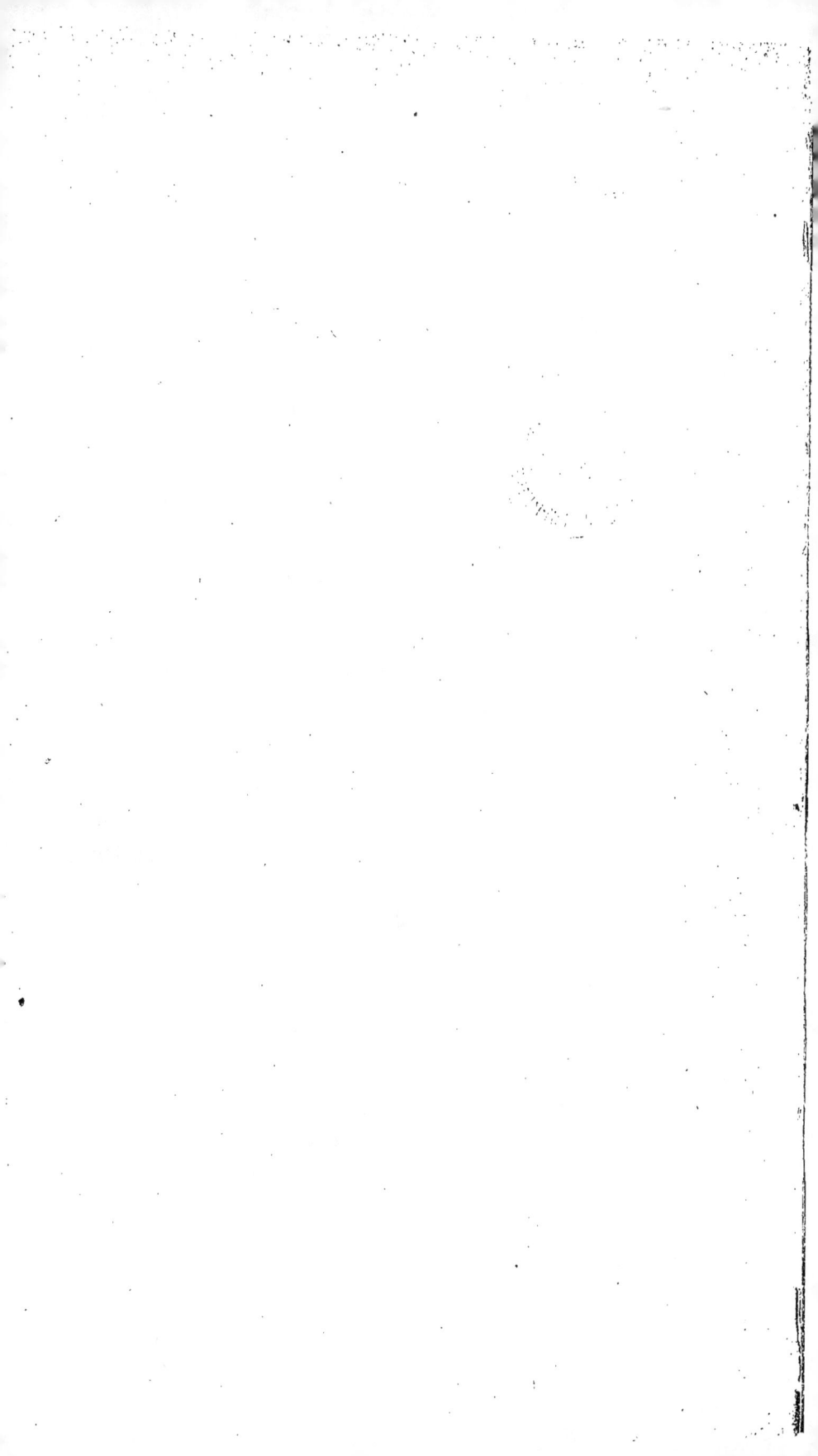

ESSAI D'UNE APPLICATION

DE LA

BACTÉRIOLOGIE A LA MÉDECINE THERMALE

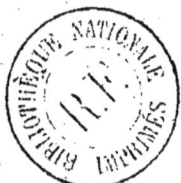

—◆—

CHAPITRE Ier.

Exposition du sujet.

Pour éviter de donner à cette étude une extension inutile, j'ai décidé de ne pas me conformer à un usage établi en n'écrivant pas, sous forme d'introduction, un copieux historique et une description générale des Eaux-Chaudes ; on les trouvera, fort bien faits l'un et l'autre, dans les traités ou les dictionnaires d'hydrologie, dans les Guides et dans les monographies de mes prédécesseurs. J'aborde immédiatement mon sujet.

Une science nouvelle, la Bactériologie, s'est constituée dans ces dernières années ; malgré son origine récente, elle a vite conquis une place prépondérante dans le groupe des sciences biologiques, et on doit, sans exagération, la considérer comme la base fondamentale de la médecine contemporaine. Rien de plus légitime d'ailleurs que ce succès ; depuis longtemps on connaissait l'existence des êtres infiniment petits ; on en avait étudié et classé de nombreuses espèces (vibrions, bacteries, spirilles, etc...) ; on avait signalé leur présence dans le sang ou les produits morbides de certains malades ; même, des esprits hardis avaient émis l'idée d'une connexité probable entre l'état pathologique et l'élément microscopique qui l'accompagnait; mais, il n'y avait dans ces hypothèses que de simples vues de l'esprit sans preuve véritablement scientifique. Peu à peu le progrès se fit ; l'instrumentation se perfectionna, des méthodes nouvelles (les cultures) furent imaginées. Séduits par les premiers résultats obtenus, les savants de tous les pays suivirent le mouvement; aujourd'hui, grâce à leurs efforts, la démonstration est complète : la relation de causalité entre le microbe et la maladie est incontestable dans un grand nombre de cas. C'est là, avec toutes les conséquences pratiques qui en dérivent, l'œuvre de Pasteur et de son École.

Sous l'influence des doctrines nouvelles la médecine se transforma ; la thérapeutique et la chirurgie firent des acquisitions importantes, l'hygiène prophylactique fut créée. Ces résultats, presque merveilleux, ne s'obtiennent pas, on le sait, sans un effort laborieux et persévérant; puisque les germes sont un des facteurs étiologiques les plus actifs, il est de devoir strict, pour le médecin, d'en préserver le malade qui se confie à lui; quand il entreprendra un acte opératoire quelconque, il ne devra négliger aucune des précautions qui assurent l'asepsie de son intervention ; de même, quand il appliquera quelque agent thérapeutique, sous quelque forme que ce soit, il devra veiller avec soin à ce qu'il n'y ait, de ce fait, apport d'aucun agent pathogène ; en un mot, il doit *garantir son malade contre toute cause possible d'infection.*

Jusqu'à ce jour, à part quelques rares exceptions [1], la

---

1. — *Les Microbes de l'Eau de Vichy* (source de la Grande Grille), par le Dr PONCET (1891). — *Recherches bactériologiques sur les Eaux minérales de Vichy, St-Yorre, Hauterive et Cusset,* par MM. les Pharmaciens majors ROMAN et COLIN (1892). — *Étude bactériologique des Eaux minérales* (eaux embouteillées pour boisson), par MM. GRIMBERT et MOISSAN (Société de thérapeutique : 25 avril 1894). — *Bactériologie des Eaux minérales,* par le Dr RODET (1894).

médecine thermale s'est tenue en dehors du grand mouvement de rénovation que je viens de signaler brièvement, et à en juger par les apparences, on pourrait même la croire à peu près réfractaire aux idées nouvelles ; j'estime au contraire qu'elle doit tenir compte des découvertes bactériologiques et qu'il ne lui est pas permis de se soustraire aux règles qui en sont la sanction. Pour ma part, j'ai essayé d'appliquer les méthodes microbiologiques à quelques points de l'étude des eaux sulfurées, qui m'ont semblé avoir un intérêt particulier pour les malades qui fréquentent les Eaux-Chaudes.

C'était une tâche assez lourde à remplir : pas de laboratoire, tout à faire par moi-même et avec mes seules ressources personnelles, peu de loisirs pour l'expérimentation avec les soucis de la clientèle thermale. Ces circonstances me serviront d'excuses auprès de ceux qui seraient tentés de juger cet essai trop sévèrement. Pour réaliser les recherches que j'avais entreprises, j'ai dû souvent modifier la technique habituellement suivie et l'adapter aux moyens d'exécution dont je disposais.

Cette étude portera exclusivement sur les Eaux minérales et leurs applications thérapeutiques ; toutes les questions ressortissant à la médecine générale seront laissées de côté.

Aux **Eaux-Chaudes** les sources ont été captées par les soins et sous la surveillance de l'administration des Mines ; on en compte sept qui sont, par ordre de thermalité décroissante (température prise au griffon) : *Le Clot* (36°, 25) ; l'*Esquirette* chaude (35°); le *Rey* (33°, 50) ; l'*Esquirette* tempérée (32°) ; *Baudot* (25°) ; *Larressec* (24°) ; *Minvielle* (10°, 60). Le captage est bien fait, l'eau minérale se trouve à l'abri des infiltrations pluviales des terrains du voisinage. De leur point d'émergence, ces sources sont amenées à l'Établissement par des galeries souterraines et au moyen de tuyaux en grès noyés dans une épaisse couche de béton imperméable. Dans ce court trajet, elles sont ainsi complètement soustraites au contact de l'air et à toute cause extérieure de contamination.

Sans vouloir entrer dans les détails de l'analyse chimique, que mon sujet ne comporte pas, je rappellerai simplement que les Eaux-Chaudes appartiennent à la grande famille des sulfurées sodiques, à minéralisation modérée comme leur température : le sulfure de sodium qui leur sert de caractéristique, y existe à la dose de 8 à 9 milligrammes par litre ; à noter l'importance des sels calciques (6 à 7 centigrammes), de la silice (3 centigrammes) et des silicates (3 centigrammes).

En plus des éléments minéraux, ces eaux, comme leurs congénères, renferment une matière azotée ; encore peu connue, difficile à isoler et à doser, elle est une analogue de la barégine et de la glairine, et on lui accorde généralement une grande valeur thérapeutique sans en fournir toutefois des raisons péremptoires. L'existence de ce corps organique, peut-être même organisé, implique-t-elle la présence de germes quelconques ? La question n'est pas résolue, car l'analyse bactériologique n'a pu en être faite ; intéressante pour le naturaliste, elle est d'importance secondaire au point de vue médical pratique. En effet, peu importe au malade qu'on arrive un jour à y déceler quelques espèces nouvelles et à en faire la numération, c'est le microbe malfaisant seul qu'il redoute ; et, à cet égard, il veut savoir si l'eau qui lui est ordonnée contient ou ne contient pas quelque *élément pathogène,* dont l'absorption puisse lui nuire ; si cette eau, sans avoir l'asepsie idéale des laboratoires, présente au moins une garantie suffisante contre toute infection hétérogène.

Ainsi un premier point est à élucider, c'est l'examen de la pureté originelle des Eaux ; ensuite, il conviendra de suivre ces eaux dans les diverses applications qui en sont faites journellement : ce sera la seconde partie de ce travail.

CHAPITRE II

Examen de la pureté originelle des Eaux.

§ 1°). — Avant de rapporter les expériences que j'ai pu réaliser, je signalerai un fait, déjà ancien, qui a quelque valeur. En 1892, j'ai vu, à la Pharmacie de l'Établissement, des tubes scellés contenant des échantillons des eaux de quelques-unes des sources et conservés depuis un grand nombre d'années ; après ce long espace de temps ces échantillons avaient gardé leur limpidité ; je n'y ai constaté alors aucune trace de fermentation ; seul un léger dépôt grisâtre de soufre, le long des parois, indiquait une modification dans l'état des sulfures. Une eau impure ne se comporte pas ainsi.

Depuis cette époque, j'ai voulu retrouver ces tubes pour les examiner plus complètement, mais ils avaient été égarés dans la réinstallation de l'officine.

§ 2°). — En vue de recherches d'un autre ordre, sur le mode d'action des eaux sulfurées, recherches encore inachevées, j'ai eu l'occasion de pratiquer sur un même lapin d'assez nombreuses injections sous-cutanées d'eau minérale prise à la buvette du Clot. Les quantités injectées, pour chaque essai, varièrent entre 2, 5, 8 et 10 centimètres cubes. Toutes les précautions antiseptiques habituelles avaient été prises, tant pour la seringue que pour la peau de l'animal ; dans aucun cas je ne constatai la moindre

trace d'infection locale ou générale, car les minimes
variations thermométriques, que j'ai notées, relèvent de
l'absorption rapide de l'élément sulfuré. Je n'insiste pas
sur ce point étranger à mon sujet.

§ 3°). — Au moyen d'un tube de verre flambé, auquel est
ajustée une poire en caoutchouc pour faire l'aspiration, je
recueille une certaine quantité de la matière organique
déposée sur le fond du réservoir de l'Esquirette, source la
plus riche en *barégine*. La substance ainsi obtenue est
déposée sur une couche d'ouate hydrophile qui absorbe la
partie aqueuse ; la portion solide qui reste est inoculée en
un point du dos d'un lapin en bonne santé. La quantité inoculée correspond environ à 0,05 centigrammes. Le point
d'inoculation, préalablement aseptisé, est ensuite recou-
vert d'un léger pansement occlusif (ouate et taffetas
gommé) qui reste en place trois jours. Cette expérience a
pu être renouvelée deux fois, à dix jours d'intervalle, sur
le même lapin, mais en des points différents. A part l'émoi
où le met cette petite opération, le lapin ne présente aucune
réaction générale : dans la première expérience, une
demi-heure après l'inoculation, j'ai noté une élévation de
la température rectale de 1°, et de 0°,6 dans la seconde ;
deux heures après la température était normale et le lapin
mangeait comme d'habitude. Il me semble légitime de rapporter cette élévation thermique aux manipulations qu'a
subies l'animal. Localement, la petite incision, par laquelle
a été inséré le fragment inoculé, est cicatrisée le quatrième jour ; et, à ce niveau, je constate alors un noyau
d'induration gros comme un grain de blé aplati, adhérent
au tissu cellulaire qui l'entoure ; pas de rougeur à la surface. L'induration se résorba peu à peu, et, environ quinze
jours après, elle n'était plus perceptible. Cette lésion pure-
ment plastique du tissu cellulaire ne peut pas être considérée
comme étant de nature infectieuse, elle est le résultat d'un

trouble trophique local, produit mécaniquement par la présence d'un corps étranger qui n'est autre, dans le cas présent, que le fragment inoculé.

§ 4°). — Une gelée nutritive est préparée d'après les indications que donne le Traité pratique de Bactériologie de E. Macé, mon ancien collègue de la Faculté de Nancy, aujourd'hui professeur d'hygiène. Elle est composée de 10 grammes de gélatine extra-fine, 1 gramme de peptone sèche, 100 centimètres cubes d'eau distillée. — Elle est répartie dans de nombreux tubes à essai préalablement stérilisés et bouchés avec un tampon d'ouate. Ces tubes ainsi armés sont utilisés pour les expériences suivantes :

D'autre part, la peau, qui recouvre un abcès phlegmoneux que j'avais à ouvrir, est soigneusement savonnée, brossée, rasée, désinfectée au sublimé (solution à 1 pour 1000) et séchée par une légère application du thermocautère au point où devra porter la ponction. Un tube de verre effilé à la lampe est enfoncé profondément dans l'intérieur de l'abcès ; au moyen d'une petite poire en caoutchouc, qui est ajustée à l'extrémité libre, il est facile de faire une légère aspiration : le pus jaune et bien lié monte dans le tube.

Expérience I. — Deux des tubes à gélatine sont aussitôt ensemencés par piqûre avec une aiguille de platine, chargée d'une très faible parcelle de pus ; puis, ils sont soigneusement bouchés avec de l'ouate recouverte d'un chapeau de taffetas gommé, qui est assujetti par une bague de caoutchouc. Ces tubes sont ensuite maintenus à une température voisine de 23° ; à défaut de l'étuve que je n'ai pas, j'ai pu obtenir assez facilement un milieu à température constante, en fixant mes tubes dans un bain-marie alimenté par l'eau de la source Baudot.

Après 22 heures dans l'un et 23 dans l'autre, j'ai constaté que, le long de la piqûre, la masse gélatineuse se granulait ; vers la fin du second jour, la partie supérieure commençait à se liquéfier et devenait laiteuse. Les jours suivants la dissolution de la gélatine s'est accentuée, présentant les caractères de la culture du *staphylococcus pyogenes aureus*.

Expérience II. — Dans trois séries de tubes à essai, préalablement stérilisés par l'ébullition et le flambage, j'introduis du pus recueilli comme je l'ai dit plus haut, une goutte dans chaque tube ; j'y ajoute :

Dans la série A, 5 centimèt. cubes d'eau distillée bouillie ;
Dans la série B, 5   —   d'eau de l'Esquirette ;
Dans la série C, 5   —   d'eau du Clot.

L'eau minérale a été prélevée au point où la canalisation aboutit aux cabines de bains. Au moyen d'une baguette de verre bien flambée et refroidie le pus est délayé dans l'eau ; les tubes sont ensuite bouchés à l'ouate avec chapeau de taffetas gommé. Pour parer aux accidents, plusieurs tubes semblables ont été préparés dans chaque série.

Ces *dilutions du Micrococcus pyogenes aureus* dans l'eau ordinaire et dans l'eau minérale sont conservées à une température constante de 33° environ [1], dans un bain-marie alimenté par la source du Clot. A la fin du premier jour, dans chaque série, une goutte de liquide est extraite à l'extrémité d'une aiguille de platine, et sert à l'ensemencement par piqûre d'un tube à gélatine. Ces tubes ainsi ensemencés sont maintenus, comme ceux de l'Expérience I, à la température de 23°. L'aspect granulé ne se constatait pas, à la fin du premier jour, dans aucune des trois séries ; après 36 heures, il était visible dans les

1. — Température constante la plus voisine de la normale (37°) que j'ai pu réaliser.

trois, mais très atténué en comparaison de celui que j'avais obtenu avec le pus tout pur. A la fin du quatrième jour, j'ai remarqué une différence entre la série A et les séries B. et C ; dans la première la cupule de liquéfaction avait atteint les parois du tube ; dans les deux autres elle en était distante d'un millimètre environ. A la fin de la semaine cette différence était encore plus sensible : la culture A était plus développée que B et C. Le contact de l'eau sulfurée avec les microorganismes du pus, prolongé pendant 24 heures, me paraît donc avoir atteint plus fortement la vitalité du staphylocoque que le simple contact de l'eau ordinaire pendant le même temps. Je n'ai pas constaté de différence d'action entre la source de l'Esquirette (série B) et celle du Clot (série C). Ces expériences ont été renouvelées plusieurs fois, en augmentant ou diminuant la durée du contact et les proportions de la dilution aqueuse ; après plusieurs essais je me suis arrêté aux chiffres donnés plus haut, comme m'ayant fourni des résultats plus facilement appréciables.

Ai-je besoin d'ajouter qu'il ne faut voir là aucune tentative d'un dosage quelconque, ni la recherche d'une équation entre la virulence du pus et son atténuation par l'eau sulfurée ; une pareille prétention est loin de ma pensée.

On a pu remarquer que l'Expérience II ne porte que sur deux des sources, le Clot et l'Esquirette ; c'est à dessein ; dans le but de ne pas trop compliquer ces recherches théoriques, je les ai restreintes aux deux sources pour lesquelles elles présentaient le plus de valeur pratique, eu égard à leur utilisation en gynécologie (irrigation vaginale) comme on le verra au chapitre III.

Il aurait pu être intéressant de compléter mon expérimentation par des cultures dans l'organisme vivant, en injectant successivement à des animaux les diverses dilutions des séries A, B et C ; je n'ai pas eu le loisir ni la possibilité de le faire.

Si modestes qu'elles soient, les expériences que je viens de relater me semblent mériter quelque attention. Je ne voudrais pas leur donner une importance qu'elles ne comportent pas, et je me garderai bien d'en induire que l'action des Eaux-Chaudes doive être de nature microbicide. Mais, la conclusion qu'il me semble légitime d'en tirer, c'est, tout au moins, que le contact de ces eaux est sans danger pour les surfaces muqueuses, même quand un processus inflammatoire ou ulcératif aura exalté leur pouvoir d'absorption : *aucun agent pathogène extérieur ne viendra aggraver les lésions par le fait du traitement, si toutefois il est bien dirigé* (voir au chapitre III) ; l'effet utile de l'eau minérale se fera seul sentir.

Il sera peut-être aussi permis de voir dans ces faits une explication du pouvoir cicatrisant des eaux sulfurées, qui leur a valu, dans les temps anciens, le nom d'Eaux d'Arquebusade.

CHAPITRE III

Révision, au point de vue bactériologique, des principaux modes d'utilisation thérapeutique des Eaux-Chaudes.

On vient de voir que les eaux, convenablement captées et bien protégées dans leur canalisation, arrivent sans être contaminées au point où elles sont utilisées ; je vais maintenant les examiner dans leurs diverses applications.

Les Eaux-Chaudes sont utilisées en boisson, gargarismes, bains, douches, irrigations nasales, vaginales et rectales.

Je ne m'étendrai pas sur l'eau prise en **boisson** ou en **gargarismes.** Chaque malade doit avoir un verre qui serve exclusivement à son usage personnel ; l'eau de la source y est reçue directement, sans intermédiaire : Pas de contamination à craindre.

Dans une certaine classe d'habitués de la station (paysans, montagnards béarnais et espagnols), on élude volontiers la prescription du verre personnel, et on se sert de verres communs prêtés par la femme de service à la buvette. Celle-ci a l'ordre, pour chaque buveur, de rincer soigneusement le verre à l'eau minérale ; jusqu'à présent cette précaution a paru suffisante ; l'usage d'un verre personnel n'a pu être établi exclusivement, mais la prescription du rinçage est scrupuleusement observée.

Les **irrigations nasales,** qui sont une pratique accessoire aux Eaux-Chaudes, se donnent avec un bock à

ırrigations ordinaire en tôle émaillée ; la canule est rigou-
reusement personnelle à chaque malade, qui l'apporte
lui-même. Pour chaque séance l'appareil est complètement
lavé à l'eau minérale.

Les applications thérapeutiques principales sont : la
douche, le bain et l'irrigation vaginale ; à cet égard, les
sources les plus importantes, les seules employées au
grand Établissement, sont le Clot, l'Esquirette et le Rey.
Cette dernière ne se prescrit qu'en bains et en douches ;
l'irrigation vaginale ne se prend généralement qu'à
l'Esquirette, sauf dans quelques cas, assez rares du reste,
où on recherche l'action plus excitante du Clot[1].

Pour la **douche,** l'eau minérale arrive directement des
réservoirs, alimentés par les sources, jusqu'aux différents
embouts métalliques qui servent à régler la forme de la
douche (D. en jet plein, D. en arrosoir, D. en filets, etc....).
Ces embouts sont soudés aux tuyaux d'arrivée pour les
douches en pluie ; ils y sont reliés par l'intermédiaire d'un
gros tube de caoutchouc pour les autres douches. La
pression résulte de la différence de niveau entre l'étage
des réservoirs et celui où sont installées les cabines de
bains-douches (hémicycle en soubassement) ; elle se règle
par un jeu de robinets. La tuyauterie est en cuivre rouge ;
au moment de la pose, les différentes pièces qui la com-
posent ont été portées au rouge pour permettre de leur
donner la courbure voulue ; de plus, leur intérieur est
soumis à un lavage constant par l'eau minérale qui le
parcourt. On peut donc conclure que l'eau, utilisée sous
forme de douche, n'a subi aucun contact étranger ; elle
n'a été soumise à aucun refoulement dans un corps de
pompe ou dans un appareil quelconque, où la compression
aurait pu y emmagasiner des germes apportés par les

1. — Dr VERDENAL : *Spécialisation thérapeutique des Eaux-Chaudes.* (Communication au Congrès de l'Association Française pour
l'avancement des Sciences. — Session de Pau, 1892.)

poussières de l'air extérieur. La douche ne présente aucun desideratum au point de vue bactériologique ; l'eau a conservé sa pureté naturelle quand elle est projetée sur la personne en traitement.

En est-il de même pour le **bain** ?

Comme on l'a vu au chapitre II, l'eau arrive jusqu'aux cabines indemne de toute contamination, mais là, elle est reçue dans des baignoires en marbre blanc poli. Par l'usage le poli s'altère assez rapidement, et la pierre devient grenue en certains points de sa surface ; il en résulte quelques difficultés d'entretien ; comme compensation on remarquera que les joints sont cimentés. L'épaisseur de ce ciment a pour résultat d'émousser les arêtes et d'arrondir les angles que les parois forment entr'elles ; cette disposition facilite le lavage. Après chaque bain, ce lavage est fait à l'eau minérale sous pression ; l'usage des éponges est aussi restreint que possible, mais il n'a pu être complètement aboli ; il est recommandé aux personnes de service de les rincer fréquemment à l'eau minérale, car l'emploi d'un antiseptique fort n'a pu leur être imposé. En somme, la propreté vulgaire, pour tout ce qui est visible à l'œil nu, est incontestablement assurée ; mais on ne peut pas prétendre que les baignoires soient aseptiques. Je ne crois pas qu'aucun établissement thermal puisse sérieusement émettre cette prétention. Ce défaut, commun aux installations balnéaires, a-t-il une grande importance en pratique ? Peut-il en résulter un danger pour les baigneurs ? J'ai cherché à m'en rendre compte.

Dans les baignoires, préparées pour le bain, j'ai choisi les points qui se trouvaient être dépolis et, par conséquent, les plus susceptibles de retenir des germes à leur niveau ; j'y ai enlevé par raclage quelques parcelles de leur surface. Des échantillons analogues ont été prélevés à différents jours et sur diverses baignoires. Ces produits ont servi à ensemencer par piqûre 20 tubes à gélatine, qui ont été

ensuite maintenus à une température de 23° environ,
comme dans les expériences du Ch. II, § 4°. Seize d'entr'eux
donnèrent un résultat négatif ; dans trois il se développa,
après 48 heures, un léger trouble nuageux ; enfin dans un
la gélatine se liquéfia en partie, sans que la culture pré-
sentât des caractères suffisamment nets pour permettre de
la rapporter à une espèce bien déterminée. L'inoculation
des mêmes produits au lapin, exécutée comme je l'ai dit
plus haut, ne m'a fait constater aucun symptôme d'infection.

Ces expériences tendent à prouver que la surface des
baignoires n'est pas indemne de germes, mais qu'elle ne
présente pas de danger sérieux et immédiat d'infection. —
Dans la préparation du bain, l'eau minérale est mise en
contact avec cette surface et elle ne peut pas conserver
intacte sa pureté naturelle ; mais, si on tient compte de
son volume assez considérable eu égard au développement
des parois de la baignoire, de sa constitution intime qui en
fait un milieu peu favorable à la prolifération microbienne,
et aussi de la courte durée du bain (une demi-heure au
plus en moyenne), on devra admettre qu'elle ne peut être
l'objet que d'une contamination bien minime. De plus, on
n'oubliera pas que dans les affections, qui ressortissent
aux indications des Eaux-Chaudes, l'eau minérale du bain
porte son action sur une surface cutanée généralement
saine, et que le revêtement épidermique présente aux
microbes une barrière qu'ils ne peuvent guère franchir.

Comme on vient de le voir, l'eau ne se trouve plus
absolument pure dès le début du bain, à plus forte raison
cette pureté s'altérera encore davantage pendant la durée
du bain, par suite du contact de l'eau avec la peau de la
personne en traitement. Un savant allemand a fait la
numération des germes contenus dans un bain d'eau naturelle avant, pendant et après celui-ci ; il a constaté que
leur nombre augmente très rapidement et dans des proportions qui seraient réellement effrayantes, si elles ne

portaient pas presqu'exclusivement sur des saprophytes indifférents. Toutefois cette considération ne manque pas de valeur dans le traitement des affections gynécologiques que je vais examiner plus particulièrement.

Tout d'abord je tiens à appeler l'attention sur une pratique balnéaire bien répandue, et qui ne me paraît pas sans danger ; je veux parler de l'usage du *spéculum grillagé pour bains.*

On sait que, dans la médication thermale sulfurée, les effets généraux sur l'ensemble de l'organisme sont de beaucoup les plus importants. Le mécanisme de cette action est encore à l'étude ; mais qu'elle se produise par des modifications de la circulation périphérique réagissant sur la circulation centrale, qu'elle dérive d'excitations nerveuses terminales comme je l'ai constaté par de nombreuses mensurations esthésiométriques, qu'elle résulte aussi de la production de courants électriques ou de modifications thermiques, etc..., elle est incontestablement de premier ordre. Mais, à côté d'elle, l'action locale, directe sur la lésion, ne doit pas être perdue de vue, et ses résultats sont très appréciables comme le prouve l'observation journalière. D'autre part, on n'ignore pas que les parois du vagin, normalement adossées l'une à l'autre, se trouvent soustraites au contact de l'eau quand la malade prend son bain. Pour faire pénétrer l'eau dans le vagin, dans ses culs de sac et par là à la surface du col ultérin, il fallait en assurer l'ouverture ; on y était arrivé en introduisant dans sa cavité le spéculum grillagé que tout le monde connaît. Dans cette application l'eau minérale baigne soit les érosions et les ulcérations cervicales, si fréquentes dans les métrites chroniques, soit, tout au moins, une muqueuse irritée dont le pouvoir absorbant est considérable ; il importe donc de ne mettre ces surfaces si sensibles en contact qu'avec un liquide aussi aseptique que possible ; or, on a vu que l'eau du bain ne répond pas à ce désideratum. Si le faible degré de sa contamination peut être négligé quand il s'agit d'une application sur la peau, il n'en est plus de même quand il s'agit de lutter contre l'inflammation génitale. Ici les précautions les plus minutieuses s'imposent, car, dans des organes malades, de simples saprophytes pourraient trouver un terrain trop bien préparé pour leur évolution et leur transformation ultérieure en microbes malfaisants ; ainsi, une aggravation dans l'état de la malade serait la conséquence d'une négligence de la part du médecin. C'est pour ces raisons que *j'ai renoncé à l'usage du spéculum grillagé.*

Je l'ai abandonné d'autant plus volontiers que, même dans l'hypothèse d'une eau aseptique, cette pratique me paraît peu recommandable ; en effet, elle permet bien au liquide de baigner les parois vaginales plus ou moins déplissées et d'arriver jusqu'au col, mais ce liquide, une fois entré, restera stagnant dans le vagin, ne se renouvellera pas ; son action modificatrice se trouvera donc réduite au minimum. Pour obtenir un déplissement complet de la muqueuse, il faut employer un fort calibre, dont l'introduction et l'usage prolongé sont souvent douloureux et mal supportés par les malades.

Je lui ai substitué **l'irrigation vaginale.**

J'ai vu dans certains établissements, que je ne désignerai pas, des femmes prendre des irrigations avec un simple énéma ou un clyso quelconque alimenté par l'eau du bain ; il est évident que ce *modus faciendi* est tout à fait défectueux ; impureté de l'eau, variabilité de la pression mal réglée et généralement trop forte, intermittence du jet, etc... Pour produire tous les effets qu'on est en droit de lui demander, sans exposer à aucun danger, l'irrigation vaginale ne doit pas être quelconque ; elle nécessite une installation spéciale, une direction compétente et une surveillance constante. Voici la technique que je suis aux Eaux-Chaudes.

L'irrigation est prise généralement pendant la durée du bain, mais elle peut aussi être administrée en dehors de celui-ci.

L'eau minérale alimente les baignoires par une ouverture pratiquée à la partie inférieure de leur paroi latérale. Sur cette ouverture s'adapte à frottement une bague métallique qui supporte un tube de caoutchouc ; à l'extrémité libre de ce tube est fixé un robinet métallique à échelle (graduateur de la pression) qui reçoit la canule. Celle-ci est personnelle à chaque malade. L'eau est donc portée directement, sans contamination possible, de la tuyauterie alimentée par la source jusque dans l'intérieur de la cavité vaginale, où elle arrive avec les qualités de pureté que j'ai mises en lumière plus haut (chapitre II); de plus, elle se trouve incessamment renouvelée pendant toute la durée du traitement.

La pression se gradue à volonté, par un jeu de robinets, selon les indications de chaque affection et les susceptibilités de chaque sujet ; elle ne dépasse pas 30 centimètres, et elle est souvent bien plus faible. Sa durée varie entre 5 et 20 minutes.

Les canules sont en cristal, en gomme demi-rigides ou en caoutchouc rouge souple. Je m'en tiens habituellement à la forme droite ordinaire ; j'utilise aussi la canule d'Aran à double courant, en caoutchouc durci, qui assure un lavage complet dans les cas de vagins très dilatés. Le cristal est rendu plus facilement aseptique, mais certaines malades très impressionnables supportent plus commodément la gomme ou le caoutchouc ; de plus, les canules en verre nécessitent l'emploi d'un raccord en caoutchouc, et elles sont pour cela moins souvent adoptées que les autres. Quoiqu'il en soit, après chaque application, la malade emporte sa canule chez elle, et la maintient plongée dans une solution de sublimé à 1 pour 1000. Elle la rapporte soigneusement empaquetée dans de la gaze ou de

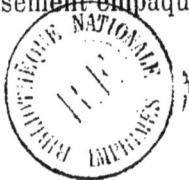

l'ouate antiseptique, et, avant l'irrigation, on la rince à l'eau minérale pour la débarrasser des restes de la solution mercurielle qu'elle aurait pu retenir dans sa cavité.

Grâce à l'aménagement balnéaire de l'Établissement qui distribue dans toutes les cabines l'eau minérale sous pression, grâce à la technique et aux précautions qui viennent d'être indiquées, et qui ne sont que des applications fort simples des règles les plus élémentaires de l'asepsie, j'ai pu étendre beaucoup, dans le domaine gynécologique, le champ des applications locales de l'eau mise en contact avec les lésions ; j'ai pu assurer ainsi à des malades de plus en plus nombreuses les effets curatifs de l'action locale, surajoutés à ceux que l'ensemble de l'économie peut retirer de l'action générale des bains, des douches et de la boisson. On ne s'étonnera pas qu'à des procédés perfectionnés correspondent des résultats meilleurs.

Pour ne pas sortir des limites de mon sujet, je ne puis pas m'étendre davantage sur cette question, que je ne voulais envisager qu'au seul point de vue bactériologique. Elle a une importance capitale pour notre station, dont la spécialisation thérapeutique (eau sulfurée à effets sédatifs) s'adresse particulièrement aux maladies des femmes.

Concurremment avec l'irrigation vaginale, j'ai utilisé avec avantage **l'irrigation rectale** dans certains cas d'inflammation chronique du cul de sac de Douglas. Je l'administre en dehors du bain. Dans cette application de l'eau thermale, les dangers d'une contamination sont bien moindres que dans l'irrigation vaginale ; toutefois, je la prescris avec les mêmes précautions et une technique analogue ; seules varient les dimensions et la forme de la canule qui est à double courant, ainsi que la pression qui peut être plus forte après quelques jours de traitement, quand il y a accoutumance de la malade et pas de réaction inflammatoire à redouter.

Me voici arrivé à la fin de ce travail. Les difficultés que j'ai eu à surmonter ont été nombreuses ; leur importance expliquera les imperfections des recherches dont j'ai rendu compte. Toutefois, cette application de la Bactériologie à la médecine thermale, dont j'ai tenté un essai, m'a semblé, par sa nouveauté, digne de toute l'ardeur que j'ai apporté à sa réalisation ; en dehors de l'intérêt théorique qu'elle présentait, elle m'a fourni l'occasion de progrès réels dans la pratique hydrologique, spécialement en ce qui concerne les **maladies des femmes ;** c'est cette raison surtout qui m'a engagé à publier cette étude après l'avoir soumise à la bienveillante appréciation de l'Académie de Médecine.

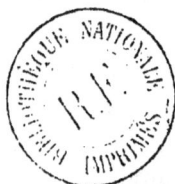

www.ingramcontent.com/pod-product-compliance
Lightning Source LLC
Chambersburg PA
CBHW050431210326
41520CB00019B/5877